国家食物营养教育示范基地建设规范

Construction specifications of national demonstration base for food and nutrition education

◎ 国家食物与营养咨询委员会办公室

中国农业科学技术出版社

图书在版编目（CIP）数据

国家食物营养教育示范基地建设规范 / 国家食物与营养咨询委员会办公室编制 . —北京：中国农业科学技术出版社，2020. 5

ISBN 978-7-5116-4675-0

Ⅰ. ①国… Ⅱ. ①国… Ⅲ. ①食品营养—普及教育—中国 Ⅳ. ①R151.3

中国版本图书馆 CIP 数据核字（2020）第 059114 号

责任编辑 金 迪 崔改泵
责任校对 贾海霞

出 版 者 中国农业科学技术出版社
北京市中关村南大街12号 邮编：100081
电 话 （010）82109194（编辑室）（010）82109702（发行部）
（010）82109709（读者服务部）
传 真 （010）82106631
网 址 http: // www.castp.cn
经 销 者 各地新华书店
印 刷 者 北京建宏印刷有限公司
开 本 880mm×1 230mm 1/32
印 张 1.25
字 数 33千字
版 次 2020年5月第1版 2020年5月第1次印刷
定 价 32.00元

引　言

为贯彻党中央、国务院关于《"健康中国2030"规划纲要》的战略部署精神，落实国务院办公厅颁布实施的《中国食物与营养发展纲要（2014—2020年）》《国民营养计划（2017—2030年）》，有效推进国家食物营养教育示范基地的创建工作，规范对国家食物营养教育示范基地的组织管理，提升国家食物营养教育示范基地的建设质量，充分发挥国家食物营养教育示范基地的示范带头作用，助力健康中国建设，特制定本规范。

前　言

本规范按照GB/T 1.1—2009给出的起草规则编制。

本规范由国家食物与营养咨询委员会办公室提出。

本规范起草单位：农业农村部食物与营养发展研究所、中国疾病预防控制中心营养与健康所、中国科学院地理科学与资源研究所、中国人民大学。

本规范主要起草人：刘锐、孙君茂、李蒙、刘爱玲、刘晓洁、生吉萍、黄家章、王沛。

目　录

1 范 围

本规范规定了与国家食物营养教育示范基地建设相关的术语和定义、创建基本要求、评审规范、运行规范、综合评价与管理考核等内容。

本规范适用于国家食物营养教育示范基地（以下简称“食育基地”）。

2 规范性引用文件

下列文件对于本规范的应用是必不可少的。凡是注日期的引用文件，仅注日期的版本适用于本规范。凡是不注日期的引用文件，其最新版本（包括所有的修改单）适用于本规范。

GB 9664 文化娱乐场所卫生标准

GB 50763 无障碍设计规范

GB/T 15971 导游服务规范

GB/T 10001.1 公共信息图形符号　第1部分：通用符号

GB/T 10001.2 标志用公共信息图形符号　第2部分：旅游休闲符号

3 术语和定义

3.1 食物营养教育 Food and nutrition education

食物营养教育，简称食育，狭义上是指进行食物营养知识教育，是良好饮食习惯的培养教育；广义上是指以食物为载体进行全方位的教育，不仅包括食物生产、食物营养、食品加工与烹饪、食品安全、膳食搭配、健康饮食习惯培养等知识与技能教育，也包括节约爱惜食物意识培养、饮食文化教育、农耕文化教育、识农认农，乃至科学素养培养、生命价值认知、环境保护与可持续发展意识培养等内容。

3.2 食物营养教育示范基地 Demonstration base for food and nutrition education

具有特定教育、传播与普及功能的机构（包括但不限于教育科研机构、企业，地方政府和信息传媒机构等），并能够依托各种资源载体（包含但不限于教学、科研、生产、旅游、传媒和服务等），面向社会和公众开展食物营养教育（3.1）活动。

3.3 国家食物营养教育示范基地 National demonstration base for food and nutrition education

通过国家食物与营养咨询委员会审核，可为公众提供科学、准确、高水准的食物营养教育（3.1），并作为国内食物营养教育的权威代表，对全国食物营养教育事业的发展具有较强示范引领作用的食物营养教育示范基地（3.2）。

4 创建基本要求

4.1 资质条件

4.1.1 申报单位应具有独立法人资格，依法登记注册并在有效登记时限内；应具有良好的形象、较高的社会知名度和信誉度；没有严重违法违规、被整顿与处分记录。

4.1.2 教育科研机构、企业、信息传媒机构、社会团体/非盈利机构应具备至少一个省部级以上平台或权威认证。

4.1.3 政府应满足域内累计拥有至少 3 个地理标识农产品或名特优新农产品认证，或累计拥有至少 3 个省部级以上平台或权威认证。

4.2 与食育的关联度

4.2.1 企业类应与食物营养健康产业有较强关联度，产品应以营养健康为发展方向。

4.2.2 高校类应开设有食物营养教育相关的学院或专业；高校及科研机构应承担与食物营养相关的项目或研究工作。

4.2.3 政府类应积极组织开展与食育相关的工作；应积极引导域内

相关单位开展食育活动，并给予相应政策的引导与扶持。

4.2.4 信息传媒类机构应开设有专门的版块或栏目，并定期开展各种形式的食育活动。

4.3 基础设施

4.3.1 各单位应具备至少1个可以开展食育活动的平台设施，如：博物馆、展览馆、科技馆、示范园、体验馆、参观通道等。同时，应建有网站、手机APP、微信公众号等线上科普平台。

4.3.2 各单位要营造食育氛围，除在4.3.1提到的平台或设施之外，也应通过海报、展板、电子屏等形式在全单位范围内宣传相关知识。

4.3.3 基地内部交通设施便利，游览或参观路线设置合理；在主要节点的醒目位置应设有指引标识牌，标识牌应布局合理，能够有效指引方向。公共信息图形符号应符合GB/T 10001.1和GB/T 10001.2的规定。

4.3.4 各单位的消防、安全设备设施、管理等应符合《中华人民共和国消防条例》及《中华人民共和国消防条例实施细则》的相关规定。

4.3.5 基地内服务设施齐全，并设有方便残障人士使用的设施，且设施应符合GB 50763的规定。

4.4 人才队伍

4.4.1 具备专、兼职的食育人才队伍，其中专职人员应不少于2位，且至少具有本科以上学历，能够独立开展食育工作。此外，专、兼职食育科普人员比例不应低于1∶3，专、兼职人员须具有食物与营养专业相关背景，或持有健康管理师等相关职业证书。

4.4.2　科普人员应能够定期接受食物与营养相关专业知识的培训，不断提升专业素养，且每年应至少进行1次专业培训。

4.5　食育工作的可持续性

4.5.1　单位高层领导重视食育工作，设有食育工作小组，由高层领导任组长，并能够定期组织食育工作会议。

4.5.2　制定有合理的中长期工作规划，每年有详细的工作计划。

4.5.3　具有开展食育工作的专项经费来源，且费用充足，能保障食育相关工作的顺利开展。

4.6　接待能力

4.6.1　应具备一定规模的年接待能力和单次接待能力，单次接待能力应根据承载量进行合理设置，不影响来访者的体验和食育活动的效果。

4.6.2　每周应开放3天以上（含3天），开放时间应固定，能满足公众的需求。

4.6.3　应有以预约参观为主的接待措施和应对高峰时期客流激增等突发状况的应急预案。

4.7　服务质量

4.7.1　基地内环境卫生维护有效，应符合GB 9664规定的标准。

4.7.2　具有专门的接待人员，并能够为老年人、儿童、孕妇、残障人士等特定人群提供相应的人性化服务。

4.7.3 应提供专业的讲解服务，并符合GB/T 15971的规定。应配有专业的讲解人员，有规范的讲解词，讲解词能科学、准确地说明基地的特色并进行食育知识的传播；讲解宜具有针对性，能够满足不同层次游客的需求。

5 评审规范

5.1 评审原则

5.1.1 遵循公平、公正的择优评定原则。

5.2 评审程序

5.2.1 评审程序主要包含形式审查、材料评审、现场考察、答辩论证、会议审议批准5个环节。

5.3 评审依据和细则

5.3.1 依据基地类型的不同，制定差异化的评审依据和细则，具体内容见附录A中表A.1 ~ A.5。

6 运行规范

6.1 运行职责

6.1.1 食育基地的运行职责包含但不限于政策宣贯、知识科普、试验示范、产业培育、三产融合、协同行动等。

6.2 运行要求

6.2.1 政府类

6.2.1.1 应设有专门的监管机构和工作场所，并制定管理办法，确保本地区食物营养教育工作长期有效的开展。

6.2.1.2 市、县的食育工作体系逐步完善，基层食育工作得到加强，如建立了社区营养健康指导委员会等，能向市民免费提供营养健康法规、政策、规范等的咨询和指导。

6.2.1.3 积极引导域内有条件的单位加入到食育基地的创建中，并能够给予食育基地创建单位相应政策的引导与扶持。

6.2.1.4 积极组织开展大型食育科普活动，形式不限，每年不少于2次。

6.2.2 教育科研机构类

6.2.2.1 高校及科研单位，应面向本单位学生或教职工举办食物营养与健康相关的讲座。其中，高校每年不少于10次，每场不少于100人；科研院所每年不少于5次，每场不少于50人；应定期深入社区、机关单位、企业或公共场所举办食育活动，形式不限，每年不少于5次；应开展与食物营养健康相关的研究工作，承担相关项目；应对社会关注的食物营养、食品安全等相关热点话题作出回应；应定期在各平台发布食物营养相关的科普性文章。

6.2.2.2 幼儿园及中小学，应开设一定的食育课程，课程内容设置应根据学生的年龄特点，生动形象，易于接受，并保证幼儿园每周至少1节课，中小学每月至少1节课；应具有食育相关的社会实践环节，每年至少2次；应定期举办相关活动，幼儿园每月不少于1次，中小学每学期不少于1次。

6.2.2.3 学生食堂应保证食物质量，须做到安全营养，均衡配餐，并应符合所在地区发布的健康食堂的相关标准，若本地区尚未制定健康食堂标准，可参照北京市疾控中心发布的《北京市中小学健康食堂标准》执行。

6.2.2.4 应坚持食育活动的公益性，食育活动应具有科学、系统的内容体系；食育课程的设置也应做到科学性和体系性。

6.2.3 企业类

6.2.3.1 不得出现任何食品安全类违法违规事件；应确保产品营养标签及广告的合法性、科学性和准确性。

6.2.3.2 应深入社区、公共场所开展食物营养相关的活动，形式不限，每年举办相关活动不少于3次；在企业内部定期举办与食物营养健康相关的活动，邀请员工及其家属参加，每年不少于10次，形式不限。

6.2.3.3　企业网站、公众号等应设有食物科普版块，应确保食育内容的科学性和准确性。

6.2.4　信息传媒类

6.2.4.1　开设有食物营养健康相关专栏或频道。

6.2.4.2　每周应发布食物营养与健康相关的文章或科普知识至少1篇，并定期举办相关的科普活动。

6.2.4.3　在员工内部定期举办食物营养健康相关的专业知识培训，每年不少于6次。

6.2.2.4　所发布的科普文章或录制的科普节目须有专家团队的支撑，应确保食育内容的科学性、准确性和权威性。

6.2.5　其他要求

6.2.5.1　单位内设有职工食堂的，应保证食物质量，做到安全、营养，有条件的单位应做到营养均衡配餐。

6.2.5.2　须保证所传播食物营养与健康知识的科学性、准确性；及时发现并纠正错误宣传，避免信息误导，坚决反对伪科学。

6.2.5.3　各食育基地每年现场教育覆盖人数不少于5 000人次，或远程教育覆盖人数不少于20万人次。如接受教育者属于专业群体，可适当降低要求。

6.2.5.4　应坚持食育活动的公益性，不得推销产品，食育内容也不能仅局限于对产品的介绍，可依托产品（产品为辅）进行相关食品的生产加工过程、起源发展、营养功能、食用方法等知识的宣教，也可以延伸到识农认农、节约意识培养、饮食文化宣传等。

6.2.5.5　应尽可能的将作物种植认知、食物营养知识、食品加工、饮食文化、饮食礼仪、合理搭配膳食等相关内容融合进食育课程中；食育内容设置要有体系性和层次性，应根据不同人群的特点进行设置。

6.2.5.6 各基地应积极响应国家相关部门号召，以全国食品安全宣传周、全民营养周、全国学生营养日等为契机，开展入学校、入社区、入养老院等食育宣传活动。

6.3 运行模式

6.3.1 食育基地的运行模式包含但不限于旅游参观式（农业旅游、工业旅游、研学旅行、主题教育）、信息传媒式（线上教育、线下教育）、教学研发式（课堂教学、科研开发）、互动体验式（消费型、非消费型）等。

6.4 食育活动形式

6.4.1 食育活动以达到食物营养与健康知识传播、技能培养及文化教育为目的，其活动形式包含但不限于讲座、研学游、科普电视节目、科普读物、科普小视频、食品工厂或农场参观旅游、食物营养知识竞赛或辩论赛、会议、食育类亲子活动等。

6.4.2 在保证食育内容科学、准确的基础上，鼓励自由发挥，不断创新食育活动形式。

7 综合评价与管理考核

7.1 综合评价体系

国家食物营养教育示范基地综合评价的初级指标体系及评分方法详见附录B。

7.2 食育基地创建期及考核制度

食育基地创建单位有3年的创建期，创建期内各单位自行组织考评，创建期满后，由国家食物与营养咨询委员会办公室组织专家进行现场考评。现场考评分为现场考察环节和答辩环节，考核内容依据各类型食育基地综合评价表进行。考评总分<70的，视为不合格，取消国家食物营养教育示范基地创建单位称号；考评总分≥70的，视为创建成功，授予国家食物营养教育示范基地证书。

7.3 年度考核制度

食育基地创建成功后，开始实行年度考核制度。每年12月，各食育基地依据综合评价表开展自我评估，形成年度评估表，并于12

月30日前，向国家食物与营养咨询委员会办公室提交年度评估表和年度工作报告。国家食物与营养咨询委员会办公室依据食育基地综合评价表，同时结合各基地提交的年度评估表和年度工作报告，对各基地进行等级评定，评定的结果分为通过考核和限期整改。

7.4 退出机制

食育基地的创建秉承“试点先行、分类指导、严格标准、动态管理、稳步推进”的基本原则。对于未通过创建期考评的创建单位，直接取消其基地称号；对于创建成功后，未通过年度考核需要限期整改的基地，在6个月整改期过后，由国家食物与营养咨询委员会办公室组织对基地再次进行考核评估，对于考核仍不合格的，坚持能进能出原则，撤销其国家食物营养教育示范基地称号。

附录A

（规范性附录）
国家食物营养教育示范基地申报考核表

1 评分规则

1.1 各类型基地的考核评分依据考核表A.1 ~ A.5进行，评分时应对照考核项目逐一打分。

1.2 评分表包括基础条件、工作态度、已开展工作情况3个部分。

1.3 总分值为100分，其中，总得分低于70分，视为不合格。

2 评分表

各个类型基地的评分表见表A.1 ~ A.5。

表A.1　国家食物营养教育示范基地申报考核表（政府类）

序号	考核项目	分值
1	**基础条件（30分）**	
1.1	开展食育工作的平台和基础设施是否完善	10
1.2	基地的交通设施、服务设施、消防及安全设备设施、安全管理、服务质量等是否符合规定	5
1.3	是否有专门从事食育的机构及专、兼职队伍	5
1.4	专、兼职人员专业素养、技能水平及营养知识水平	5
1.5	开展食育工作的经费是否有保障	5
2	**工作态度（20分）**	
2.1	领导层是否是食育工作的负责人或主要参与者	5
2.2	是否制定有食育工作的中长期规划及详细的年度规划	5
2.3	是否能够定期接受食物与营养相关专业知识的培训	5
2.4	是否积极引导相关单位开展食育活动，域内每年是否有2~3家及以上单位申报食育基地，并给予相应政策的引导与扶持	5
3	**已开展工作情况（50分）**	
3.1	参与社会上食育相关活动的次数	5
3.2	主办大规模食育活动的次数	10
3.3	在各平台发布食物营养相关科普文章的数量	5
3.4	区域内营养工作体系逐步完善，基层营养工作得到加强	10
3.5	是否定期向民众免费进行食物营养政策、标准等的咨询指导	5
3.6	是否通过海报、展板、电子屏等形式在域内开展食物营养科普	5
3.7	与食育相关所有宣传内容的科学性、准确性、权威性	10

表A.2　国家食物营养教育示范基地申报考核表（高校及科研机构）

序号	考核项目	分值
1	**基础条件（30分）**	
1.1	开展食育工作的平台和基础设施是否完善	5
1.2	是否有专门从事食育科普的机构及专、兼职队伍	5
1.3	专、兼职人员专业素养、技能水平及营养知识水平	5
1.4	开展食育工作的经费是否有保障	5
1.5	是否开设有食物与营养相关的专业，承担食物营养相关的项目或研究工作	5
1.6	基地的交通设施、服务设施、消防及安全设备设施、安全管理、服务质量等是否符合规定	5
2	**工作态度（20分）**	
2.1	领导层是否是食育工作的负责人或主要参与者	5
2.2	是否制定有食育工作的中长期规划及详细的年度规划	5
2.3	食育设施的开放时间设置是否合理，能否满足公众需求	5
2.4	是否能够定期接受食物与营养相关专业知识的培训	5
3	**已开展工作情况（50分）**	
3.1	是否有面向校内学生、教职工及家属的食育培训	5
3.2	是否在全校开设食物营养相关选修课程	5
3.3	主办各类食育活动的次数	5
3.4	在各平台发布食物营养相关科普文章的数量	5
3.5	参与编写食育教材、读物或制作视频资料的数量	5
3.6	是否通过海报、展板、电子屏等形式在校内开展食物营养科普	5
3.7	场馆设施的年接待能力和单次接待能力设置是否合理	5
3.8	是否具有专门的接待人员，讲解服务是否专业，讲解词是否科学准确，能否满足不同层次游客需求	5
3.9	与食育相关所有宣传内容的科学性、准确性、权威性	10

表A.3　国家食物营养教育示范基地申报考核表（幼儿园及中小学）

序号	考核项目	分值
1	**基础条件（30分）**	
1.1	开展食育工作的平台和基础设施是否完善	5
1.2	是否有专门从事食育科普的专、兼职队伍	5
1.3	专、兼职人员专业素养、技能水平及营养知识水平	5
1.4	是否开设食育相关课程	5
1.5	基地内卫生环境、服务质量、消防、安全设备设施、管理等是否符合规定	5
1.6	开展食育工作的经费是否有保障	5
2	**工作态度（20分）**	
2.1	领导层是否是食育工作的负责人或主要参与者	5
2.2	是否制定有食育工作的中长期规划及详细的年度规划	5
2.3	是否能够定期接受食物与营养相关专业知识的培训	5
2.4	食育设施的开放时间设置是否合理，能否满足学生需求	5
3	**已开展工作情况（50分）**	
3.1	是否有面向教职工及家属的食育培训	10
3.2	是否定期举办食育相关活动及社会实践	10
3.3	参与编写食育科普读物或制作视频资料的数量	5
3.4	是否通过海报、展板、电子屏等形式在校内开展食物营养科普	5
3.5	食育活动及课程内容是否符合学生年龄特点	10
3.6	与食育相关所有宣传内容的科学性、准确性、权威性	10

表A.4　国家食物营养教育示范基地申报考核表（企业类）

序号	考核项目	分值
1	**基础条件（30分）**	
1.1	开展食育工作的平台和基础设施是否完善	5
1.2	是否有专门从事食育科普的机构及专、兼职队伍	5
1.3	专、兼职人员专业素养、技能水平及营养知识水平	5
1.4	开展食育工作的经费是否有保障	5
1.5	与食物营养健康产业是否有较强关联度，产品是否以营养健康为发展方向	5
1.6	基地内卫生环境、服务质量、消防、安全设备设施、管理等是否符合规定	5
2	**工作态度（20分）**	
2.1	领导层是否是食育工作的负责人或主要参与者	5
2.2	是否制定有食育工作的中长期规划及详细的年度规划	5
2.3	是否能够定期接受食物与营养相关专业知识的培训	5
2.4	食育设施的开放时间设置是否合理，能否满足公众需求	5
3	**已开展工作情况（50分）**	
3.1	是否有面向单位内部职工及家属的食育培训	5
3.2	参与社会上食育相关活动的次数	5
3.3	主办各类食育活动的次数	5
3.4	参与食育相关产学研合作、成果转化及学生实践情况	5
3.5	在各平台发布食物营养相关科普性文章的数量	5
3.6	参与编写食育科普读物或制作视频资料的数量	5
3.7	是否通过海报、展板、电子屏等形式在单位内开展食物营养科普	3
3.8	基地年接待能力和单次接待能力设置是否合理	2
3.9	是否具有专门的接待人员，讲解服务是否专业，讲解词是否科学准确，能否满足不同层次游客需求	5
3.10	与食育相关所有宣传内容的科学性、准确性、权威性	10

表A.5　国家食物营养教育示范基地申报考核表（媒体类）

序号	考核项目	分值
1	**基础条件（30分）**	
1.1	开展食育工作的平台和基础设施是否完善	5
1.2	是否有专门从事食育科普的机构及专、兼职队伍	5
1.3	专、兼职人员专业素养、技能水平及营养知识水平	5
1.4	开展食育工作的经费是否有保障	5
1.5	广播、电视有专门食育栏目，网站或报刊、杂志有专门食育板块	5
1.6	基地内卫生环境、服务质量、消防、安全设备设施、管理等是否符合规定	5
2	**工作态度（20分）**	
2.1	领导层是否是食育工作的负责人或主要参与者	5
2.2	是否制定有食育工作的中长期规划及详细的年度规划	5
2.3	是否能够定期接受食物与营养相关专业知识的培训	5
2.4	食育设施的开放时间设置是否合理，能否满足公众需求	5
3	**已开展工作情况（50分）**	
3.1	是否有面向单位内部职工及家属的食育培训	5
3.2	参与社会上食育相关活动的次数	5
3.3	主办各类食育活动的次数	5
3.4	发布食物营养相关科普文章的数量	5
3.5	制作食物营养科普读物或相关视频资料的数量	5
3.6	是否通过海报、展板、电子屏等形式在单位内开展食物营养科普	5
3.7	基地年接待能力和单次接待能力设置是否合理	5
3.8	是否具有专门的接待人员，讲解服务是否专业，讲解词是否科学准确，能否满足不同层次游客需求	5
3.9	与食育相关所有宣传内容的科学性、准确性、权威性	10

附录B

（规范性附录）

国家食物营养教育示范基地综合评价体系

1 评分规则

1.1 国家食物营养教育示范基地建设质量综合评价包括基础条件建设评价和食育工作效果评价两方面，本规范构建了食育基地综合评价的初级指标体系，并设置了三级测评指标，见表B。

1.2 根据基地类型和特点，从表B中筛选出适合的评价指标，形成综合评价表，并确定综合评价表中各指标所占的权重。不同类型食育基地的综合评价表及其各指标的权重，由国家食物与营养咨询委员会办公室组织相关专家研究确定。

1.3 评分时，不同类型的食育基地应对照其相应的综合评价表中的三级指标逐一进行打分，每个评审的三级指标均以100分为计量单位。

1.4 每个三级指标的考评得分乘以该指标的权重即为实际得分，所有三级指标的实际得分总和为考评总得分，满分为100分。其中，考评总得分≥70，为通过考核；考评总得分<70，为考核不通过。

2 食育基地综合评价初级指标体系

表B 国家食物营养教育示范基地综合评价初级指标体系

目标层	一级	二级	三级	内涵
基地建设综合评价指标体系	基础条件建设评价	平台及设施	线上平台	公众号、官网、线上视频等
			场馆设施	如展览馆、文化馆、参观通道等
			交通设施	基地内交通便利程度
			服务设施	基地内服务设施健全度
			安全设施	安全设备、紧急出口缓冲区等
			标识牌布局	是否清晰合理
		资源内涵	丰富性	是否丰富多样
			趣味性	是否有吸引力
			创新性	是否有创意
			变化性	内容更新频率
			层次性	是否满足不同年龄段人群需求
			科学性	内容是否科学、准确、权威
			系列性	内容是否成体系
		服务水平	接待能力	单次及年接待量是否合理
			开放时间	每周开放3天（含）以上
			服务态度	接待人员态度
			讲解人专业程度	讲解人业务水平
			讲解词	是否科学、准确、权威
			环境卫生	基地内环境卫生情况
			游览路线	路线设置是否合理
		管理水平	管理制度健全度	食育相关的管理制度是否完善
			管理规范程度	管理是否规范
			档案资料管理	食育资料保存完整性及规范性
			机构设置	食育相关机构设置是否健全合理

（续表）

目标层	一级	二级	三级	内涵
基地建设综合评价指标体系	基础条件建设评价	管理水平	工作计划合理性	中长期及年度工作计划可行性
			工作计划完成度	年度计划是否按时完成
			工作经费	是否充足、可持续，使用是否合理
		人才队伍建设	人员数量	专职科普人员不少于2人
			学历水平	专职人员至少有1个本科以上学历
			专、兼职比例	专、兼职科普人员数量比不低于1∶3
			专业程度	具有食物与营养专业背景情况
			接受再培训情况	每年至少参加1次食育相关专业培训
			知识技能水平	具有相关职业证书资质或奖励情况
	食育工作效果评价	活动情况	年活动次数	依据各类型食育基地运行要求
			活动对象人群分布	活动对象是否涵盖多种群体
			活动形式	活动形式的多样性、趣味性
			传播力度	线上浏览量、转载量、收藏量；线下活动参与人数
			食育关联度	活动与食育的相关程度
		食育成果	受众信任度变化	科普前后对品牌或食物的信任度变化
			受众科学素养变化	科普前后对食物与营养的认知变化
			相关研究成果	授权专利数量；发表论文数量；科技成果获奖情况
			受众行为变化	饮食习惯、行为习惯的改变
			受众身体素质变化	接受教育半年或一年后的健康变化
			年受益人数	年参与活动并受益的总人数

（续表）

目标层	一级	二级	三级	内涵
基地建设综合评价指标体系	食育工作效果评价	活动可持续性	经营能力可持续性	单位的整体经营状况
			食育资源可持续性	开展食育的资源是否可持续
			受益人群稳定性	参与食育活动的人群是否稳定
			科普队伍稳定性	科普人员的变动性
			活动经费稳定性	经费是否可持续
			领导支持度变化	领导层的态度变化
		社会评价与反馈	受众满意度	参与者的满意度评价情况
			奖励和命名	各级政府或官方组织的奖励及命名
			媒体报道	主流媒体的报道情况
			领导批示	获得省部级以上领导批示情况
			其他荣誉	获得的其他社会荣誉或称号

附 件

国家食物营养教育示范基地申报指南

为做好国家食物营养教育示范基地的申报工作，规范基地管理，保障基地教育示范实施质量，特制定本申报指南。

一、总体思路

为宣传贯彻《“健康中国2030”规划纲要》战略，推动落实《中国食物与营养发展纲要（2014—2020年）》《国民营养计划（2017—2030年）》，充分发挥国家食物营养教育示范基地在健康中国建设进程中的示范带动作用。

二、基本原则

国家食物营养教育示范基地的创建坚持“试点先行、分类指导、严格标准、动态管理、稳步推进”的基本原则。在全国范围内创建和培育一批国家食物营养教育示范基地，是提高我国居民营养健康素养的有效路径和重大举措。

三、申报条件

国家食物营养教育示范基地是指具有特定教育、传播与普及功能的机构（主要包括教育科研机构、企业、地方政府和信息传媒机构等），并能够依托各种资源载体（包含但不限于教学、科研、生产、传媒和服务等），面向社会和公众普及正确的食物营养与健康知识。

（一）企业申报条件

1. 申报企业应具有独立法人资格，申报的非盈利机构应依法登记注册并在有效登记时限内；没有严重违规、被整顿与处分记录。

2. 申报企业与食物营养健康产业关联度强，在本行业具有较强影响力，未出现过重大食品安全类违法违规事件。

3. 产品以营养健康为发展方向，产品的营养标签及广告内容须符合法律规范、科学客观。

4. 具备开展食物营养教育所需的平台或设施（如：展览馆、体验馆、参观通道、网站、手机APP、微信公众号等），具备食物与营养方面的人才队伍，有能力开展食物营养教育工作。

5. 符合以下条件之一：

省级以上农业产业化重点龙头企业；

全国绿色食品示范企业；

全国食品科普教育基地；

省级食品安全科普教育基地；

拥有省部级以上技术中心或重点实验室；

中华老字号；

中国绿色饭店；

中华餐饮名店；

拥有国家级其他平台或权威认证。

6. 具有较强的社会责任感，能积极参与食物营养教育相关工作。

7. 集团下属子公司符合以上条件的，集团或其子公司均可组织申报。

（二）教育科研机构申报条件

1. 高校应开设有食物营养教育相关的学院或专业；科研院所应具有食物营养相关的研究团队；高校及科研机构应承担有与食物营养相关的项目或研究工作。

2. 幼儿园、中小学及其他校外教育培训机构应开设食物营养教育相关的特色课程，教师应定期接受相关专业知识的培训。

3. 教育科研机构应具备开展食物营养教育所需的平台或设施（如：展览馆、体验馆、网站、手机应用APP、微信公众号等）；具备开展食物营养教育工作所需的人才队伍，有能力独立开展科普教育工作。

4. 具有较强的社会责任感，能够积极开展或参与食物营养教育相关的活动。

（三）地方政府申报条件

1. 市（县、区）政府应建立相应的监管机构，并制定管理办法，确保本市食物营养教育工作长期有效的开展；具备开展食物营养教育所需的人才队伍和工作场所。

2. 市（县、区）政府须积极引导域内有条件的单位加入到示范基地的创建中。对域内申报食物营养教育示范基地的相关单位，以及已被认定的示范基地创建单位给予相应政策的引导与扶持。

3. 市（县、区）内建设有开展食物营养教育工作所需的场所、平台或设施（如：博物馆、科技馆、展览馆、体验馆、示范园、网站、手机应用APP、微信公众号等），且对民众开放。

4. 市（县、区）政府能够积极组织或参加与食物营养教育相关的科普类、学术类或其他公益性活动；在公共场所、网站、电视栏目等举办各种形式的食物营养教育活动。

5. 对域内单位举办的食物营养教育相关活动提供一定的支持。

6. 域内累计拥有至少 3 个地理标识农产品或名特优新农产品，或累计拥有至少 3 个省部级以上的与食物营养教育相关的平台或认证。

（四）信息传媒机构申报条件

1. 网站及报刊杂志上应有专门的板块，定期发布与食物营养相关的文章或科普知识。

2. 广播、电视台应具有专门的食物营养教育栏目，定期举办相关的节目。

3. 所传播的食物营养教育知识应科学准确，不得误导民众。

4. 具有一定的社会影响力和知名度。

5. 具有较强的社会责任感，能够积极开展或参与食物营养教育相关工作。

四、申报程序

申报程序主要包括：申报书填写与材料报送、组织推荐、形式审查、专家论证、批准筹建 5 个环节。

（一）申报书填写与材料报送

申报单位按照指南要求填写《国家食物营养教育示范基地申报书》，经推荐单位初审推荐后，于每年10月1日前将申报材料纸质版一式六份报送国家食物与营养咨询委员会办公室，同时提交电子版。

（二）组织推荐

申报材料须经过推荐单位初审并推荐。

推荐单位可为以下组织（每个组织限推荐3个申报单位）：

1. 地方食物与营养咨询委员会；
2. 全国性学会、协会、研究会；
3. 国家食物与营养咨询委员会专家委员或两院院士；
4. 省级或地市级农业或卫生主管部门。

（三）形式审查

国家食物与营养咨询委员会办公室接到申报材料后，适时组织对基地申报材料进行形式审查。需要进一步补充材料或说明的，相关单位应在规定时间内补充材料。形式审查合格后，纳入专家论证范围。

（四）专家论证

国家食物与营养咨询委员会办公室组织有关专家对申报材料进行评审，对基地创建的可行性进行论证。对通过材料评审的单位，组织专家组进行现场审核，包含现场考察和答辩论证两个环节，形成明确的论证意见。

（五）批准筹建

根据专家论证结果，国家食物与营养咨询委员会办公室提出“国家食物营养教育示范基地创建单位建议名单”，报送国家食物与营养咨询委员会审议批准后，予以授牌命名，并在创建期满、考核合格后颁发证书。